Osteoporosi

Tutto quello che devi sapere

La dottoressa Sheila Harrison

Disclaimer

Questo contenuto serve a fornire informazioni generali sulla malattia e mira a consentirti di cercare assistenza medica tempestiva, se necessario, per prevenire complicazioni. È fondamentale sottolineare che queste informazioni non sostituiscono la consultazione di un medico qualificato. Il campo della scienza medica è in continua evoluzione e, data la natura dinamica della conoscenza medica, ti consigliamo di chiedere il parere di un esperto se riscontri incongruenze o intendi agire in base alle informazioni contenute in questo contenuto. Non ignorare mai la guida medica professionale né ritardare il trattamento sulla base di qualcosa che hai letto online, incluso questo materiale, o da qualsiasi altra fonte online. Ricorda sempre che Internet non può curarti; piuttosto, la guarigione avviene attraverso la guida di professionisti medici e la provvidenza di Dio.

Sommario

Introduzione

Le tue ossa diventano silenziosamente più deboli a causa dell'osteoporosi, il che aumenta il rischio di fratture ossee. L'esercizio fisico e alcune terapie possono aiutare a fermare la perdita di densità ossea.

Se hai una storia familiare di osteoporosi o hai più di 65 anni, chiedi al tuo medico di eseguire un test della densità ossea.

L'osteoporosi porta a una ridotta resistenza ossea, aumentando la vulnerabilità alle fratture che possono verificarsi inaspettatamente e accidentalmente. Il termine "osteoporosi" significa letteralmente "osso poroso". Le fratture comunemente associate all'osteoporosi si verificano dell'anca, del polso e della colonna vertebrale. Questa condizione nasce da uno squilibrio tra la formazione ossea e i processi di riassorbimento, influenzato da fattori genetici, ormonali e dallo stile di vita. I sintomi dell'osteoporosi possono variare dal dolore osseo alla fragilità delle ossa e persino alle difficoltà respiratorie.

Il numero di individui di tutte le età affetti da osteoporosi in Italia è complessivamente aumentato tra il 2010 e il 2023. Nel 2010, infatti, questo numero era poco inferiore a 4,2 milioni, mentre nel 2023 era salito a circa 8,6 milioni. Il numero di persone colpite da osteoporosi ha raggiunto il suo valore più alto nel 2018, quando erano affetti da questa malattia cronica circa 4,9 milioni di italiani.

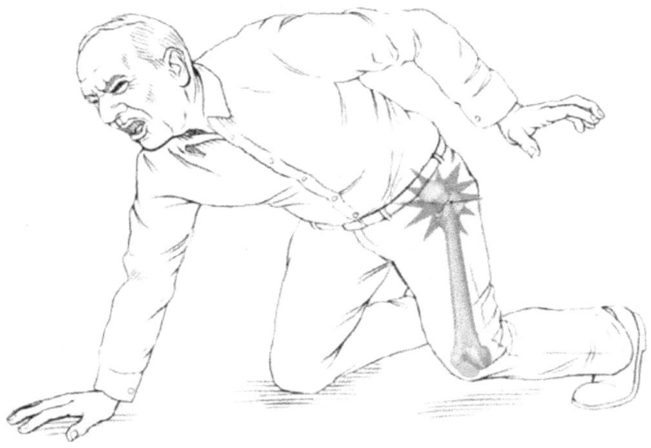

Le fratture hanno un impatto dannoso sulla qualità della vita, sulla mobilità e sull'indipendenza, esacerbando le loro ripercussioni sociali. Il dolore e la necessità di cure domiciliari a lungo termine possono essere conseguenze durature di questa malattia. Gli individui con osteoporosi o quelli a rischio dovrebbero essere vigili sui potenziali problemi associati alla condizione e cercare un trattamento prima che si verifichino complicazioni.

Attualmente, l'osteoporosi viene gestita attraverso varie opzioni terapeutiche, compresi interventi farmacologici come i bifosfonati e il denosumab. Anche gli interventi sullo stile di vita, come l'integrazione di calcio e vitamina D e l'esercizio fisico, svolgono un ruolo nel trattamento. Tuttavia, esistono sfide, tra cui l'adesione dei pazienti, i potenziali effetti collaterali, i costi, le variazioni nella risposta individuale e la necessità di una medicina personalizzata. La ricerca in corso è dedicata a migliorare l'efficacia del trattamento e l'educazione del paziente, affrontando al tempo stesso i limiti per gestire meglio l'osteoporosi.

Sezione 1

Osteoporosi

L'osteoporosi è una malattia che indebolisce le ossa. Rende le tue ossa più sottili e meno dense di quanto dovrebbero essere. Le persone affette da osteoporosi hanno molte più probabilità di subire fratture ossee (fratture ossee).

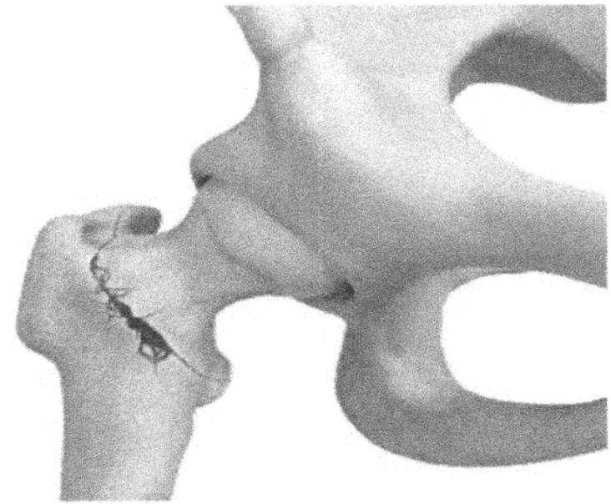

Le tue ossa sono generalmente dense e abbastanza forti da sostenere il tuo peso e assorbire la maggior parte dei tipi di impatti. Invecchiando, le ossa perdono naturalmente parte della loro densità e della capacità di ricrescere (rimodellarsi). Se soffri di osteoporosi, le tue ossa sono molto più fragili di quanto dovrebbero essere e sono molto più deboli.

La maggior parte delle persone non sa di avere l'osteoporosi finché non provoca la rottura di un osso.

Osteoporosi

Alta densità ossea, Bassa densità ossea, Osteoporosi sana

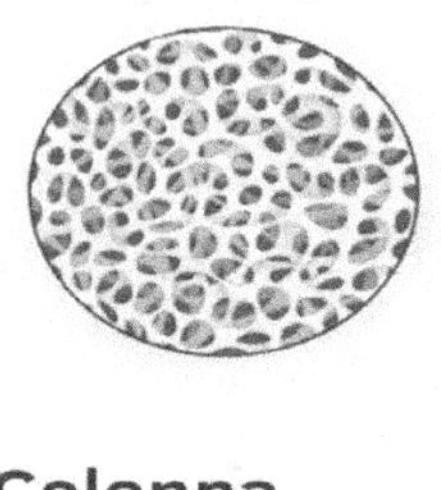

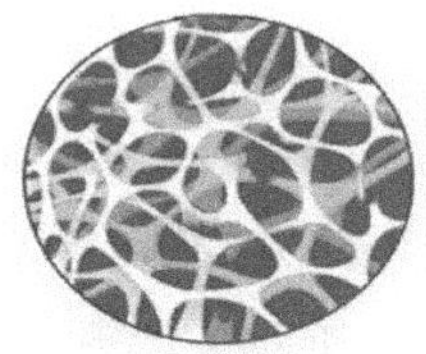

Colonna vertebrale sana

Colonna vertebrale con osteoporosi

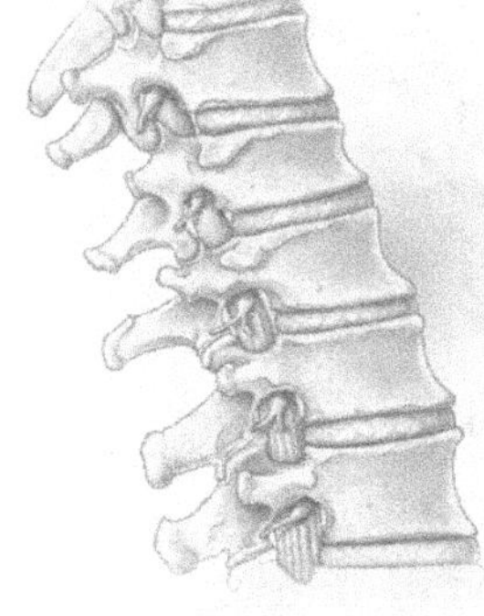

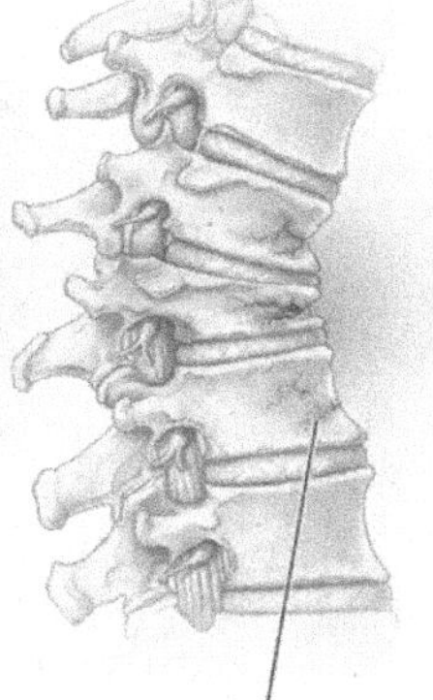

Frattura da compressione

L'osteoporosi può aumentare il rischio di rottura di qualsiasi osso, ma le ossa più comunemente colpite includono:

- Fianchi (fratture dell'anca).

- Polsi.

- Colonna vertebrale (vertebre fratturate).

Quanto prima un operatore sanitario diagnostica l'osteoporosi, tanto meno è probabile che si verifichino fratture ossee.

Chiedi a un operatore sanitario di controllare la tua densità ossea, soprattutto se hai più di 65 anni, hai avuto una frattura ossea dopo i 50 anni o se qualcuno nella tua famiglia biologica soffre di osteoporosi.

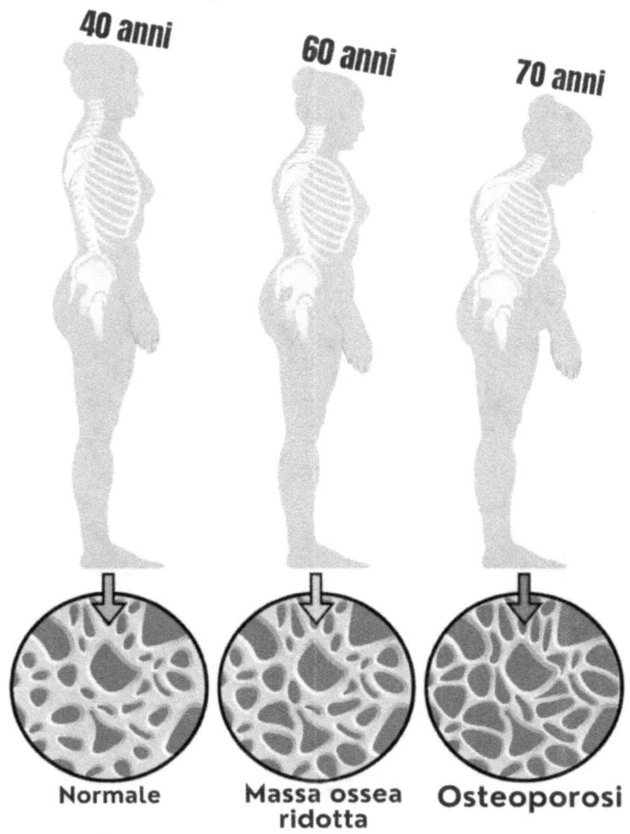

Prevalenza dell'osteoporosi

Sono più di 8 milioni le persone in Italia che convivono con l'osteoporosi..

L'osteoporosi è comune nelle persone di età superiore ai 50 anni. Gli esperti stimano che la metà di tutte le persone femmina assegnata alla nascita e 1 persona su 4 assegnata alla nascita come maschio sopra i 50 anni soffra di osteoporosi.

Gli studi hanno rilevato che 1 adulto su 3 sopra i 50 anni che non soffre di osteoporosi presenta tuttavia un certo grado di riduzione della densità ossea (osteopenia). Persone con osteopenia presentano i primi segni di osteoporosi. Se non viene trattata, l'osteopenia può diventare osteoporosi.

Sezione 2

Sintomi dell'osteoporosi

L'osteoporosi non presenta sintomi come molti altri disturbi.

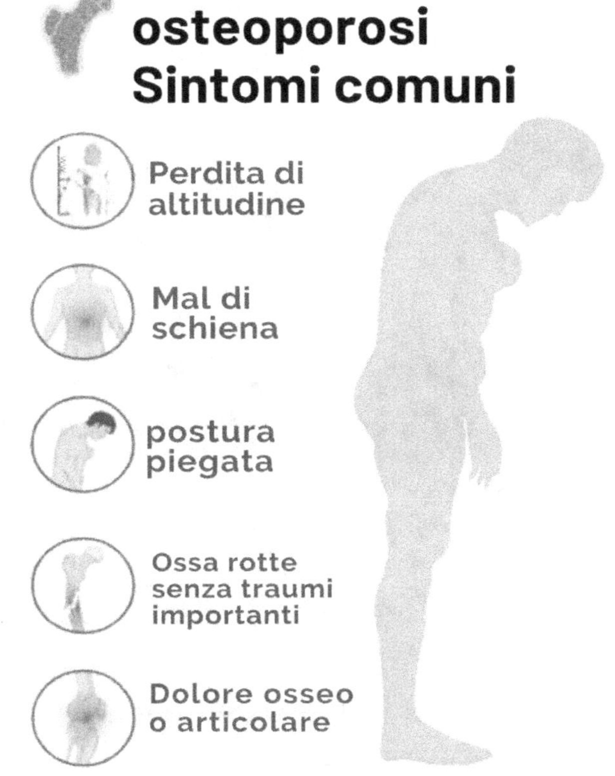

La condizione spesso progredisce silenziosamente, rimanendo non rilevabile fino a quando non si verifica una frattura.Ecco perché gli operatori sanitari a volte la definiscono una malattia silenziosa.

Non sentirai né noterai nulla che segnali che potresti avere l'osteoporosi. Non avrai mal di testa, febbre o mal di stomaco che ti facciano capire che qualcosa nel tuo corpo non va.

Il "sintomo" più comune è la rottura improvvisa di un osso, soprattutto dopo una piccola caduta o un piccolo incidente che normalmente non provoca danni.

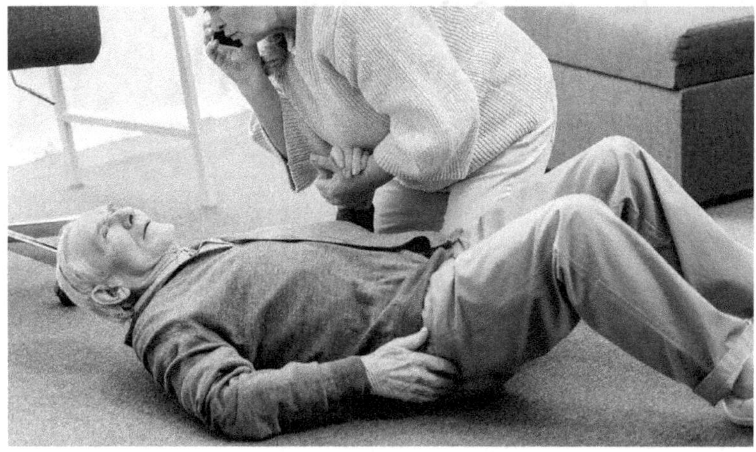

Anche se l'osteoporosi non causa direttamente sintomi, potresti notare alcuni cambiamenti nel tuo corpo che possono significare che le tue ossa stanno perdendo forza o densità.

Tuttavia, alcuni segni possono fungere da potenziali indicatori di osteoporosi.

> **Perdita di altezza vertebrale:** Un sintomo dell'osteoporosi può essere la perdita di altezza.

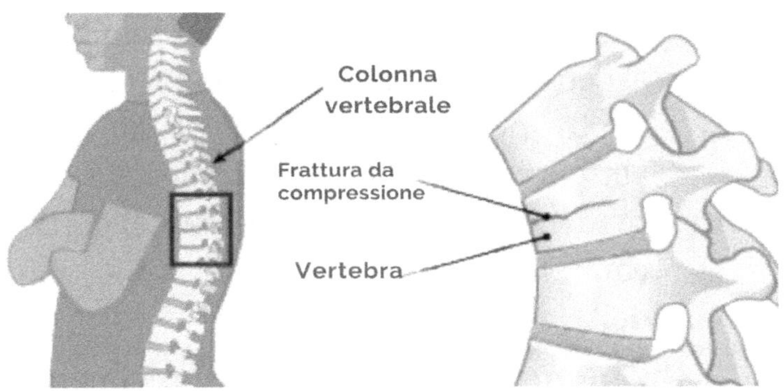

La condizione indebolisce le vertebre, rendendole suscettibili alle fratture anche sotto stress o pressione minori. Queste fratture, note come fratture da compressione, si verificano ogni volta e determinano una graduale riduzione dell'altezza complessiva della colonna vertebrale.

➢ **Postura curva:** La cifosi, un sintomo significativo dell'osteoporosi, è caratterizzata da un'eccessiva curvatura in avanti della parte superiore della colonna vertebrale, in particolare nella regione toracica.

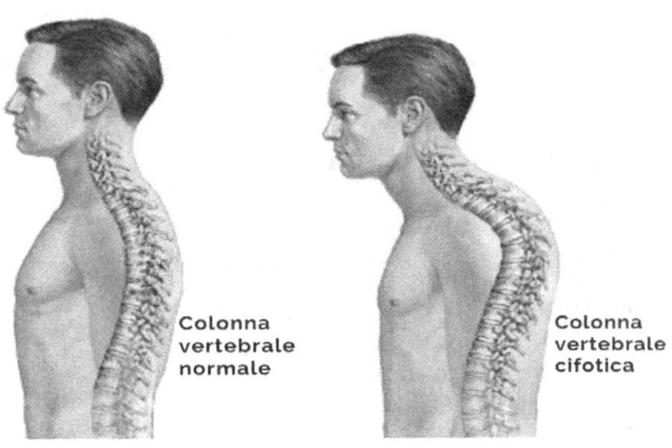

Questa condizione fa sì che la schiena assuma un aspetto arrotondato o curvo. Tra gli individui affetti da osteoporosi, le ossa della colonna vertebrale possono perdere densità e indebolirsi, rendendoli più suscettibili alle fratture da compressione, che contribuiscono allo sviluppo della cifosi.

➤ **Problemi respiratori:** L'osteoporosi in sé potrebbe non portare direttamente a problemi respiratori in un individuo. Tuttavia, alcuni sintomi associati all'osteoporosi, come la cifosi e le fratture da compressione, possono potenzialmente provocare difficoltà respiratorie in alcune persone affette da questa condizione.

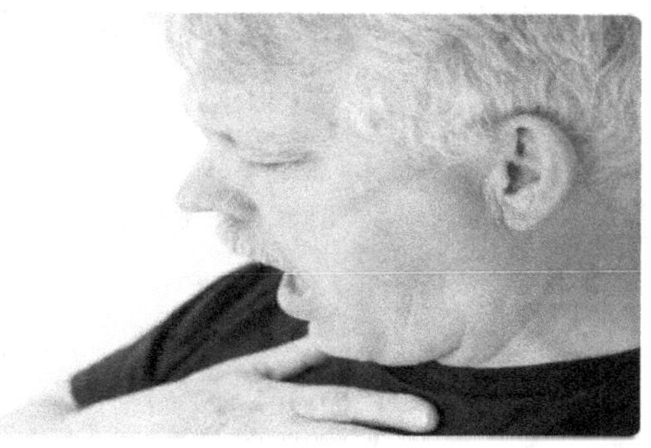

È importante notare che non tutti coloro che soffrono di osteoporosi sperimentano problemi respiratori e l'insorgenza e la gravità di tali problemi possono variare da un individuo all'altro.

➤ **Fratture dovute a ossa fragili:** L'osteoporosi influisce sulla densità ossea, rendendo le ossa fragili e fragili. Di conseguenza, uno dei sintomi più comuni dell'osteoporosi è il verificarsi di fratture derivanti dalla fragilità delle ossa.

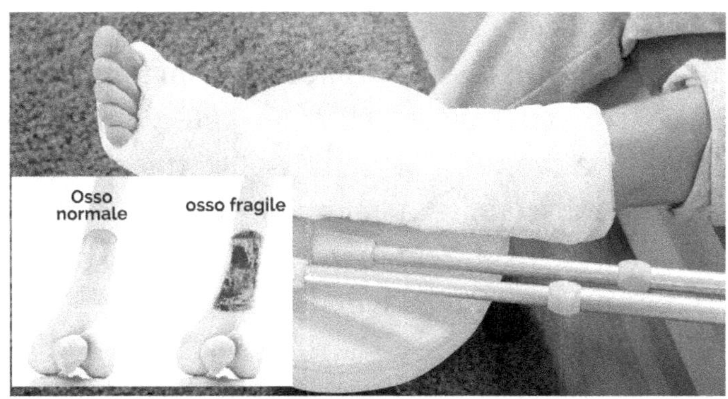

➤ **Dolori e dolori alla schiena:** Questo fenomeno è una conseguenza delle fratture da compressione vertebrale e della ridotta densità ossea. Una colonna vertebrale fragile può subire piccole fratture o addirittura collassare durante le attività di routine, provocando mal di schiena persistente.

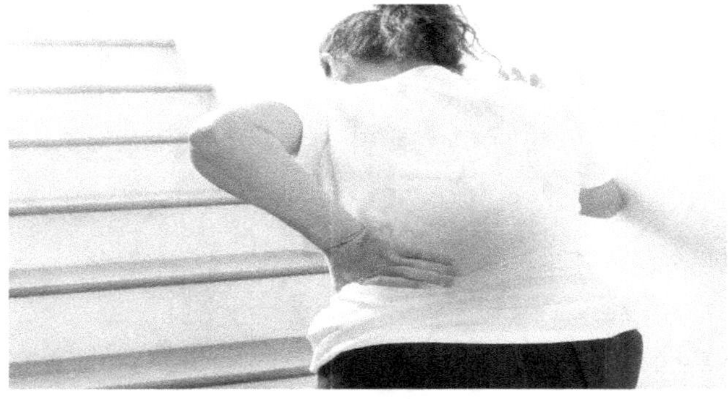

Inoltre, la diminuzione della densità ossea indebolisce la struttura ossea complessiva, portando ad una ridotta stabilità e ad un aumento dello sforzo sulla schiena.

Potrebbe essere difficile notare cambiamenti nel tuo aspetto fisico. Una persona cara potrebbe avere maggiori probabilità di notare cambiamenti nel tuo corpo (in particolare nella tua altezza o postura). Le persone a volte scherzano sul fatto che gli anziani "rimpiccioliscono" man mano che invecchiano, ma questo può essere un segno che dovresti visitare un medico per un test della densità ossea.

Sezione 3

Cause dell'osteoporosi

L'osteoporosi si verifica quando si invecchia e le ossa perdono la capacità di crescere e formarsi.

Le tue ossa sono tessuti viventi come qualsiasi altra parte del tuo corpo. Potrebbe non sembrare, ma sostituiscono costantemente le proprie cellule e i propri tessuti per tutta la vita. Fino a circa 30 anni, il tuo corpo costruisce naturalmente più ossa di quante ne perdi. Dopo i 35 anni, la disgregazione ossea avviene più velocemente di quanto il corpo riesca a sostituirla, il che provoca una graduale perdita di massa ossea.

Se soffri di osteoporosi, perdi massa ossea a un ritmo maggiore. Le persone in postmenopausa perdono massa ossea ancora più velocemente.

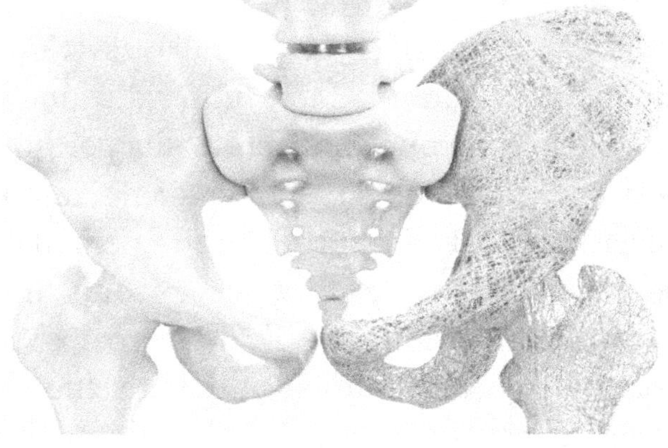

Ci sono diversi fattori che contribuiscono allo sviluppo dell'osteoporosi, tra cui:

➤ **Invecchiamento:** L'invecchiamento è uno dei fattori di rischio predominanti per l'osteoporosi.

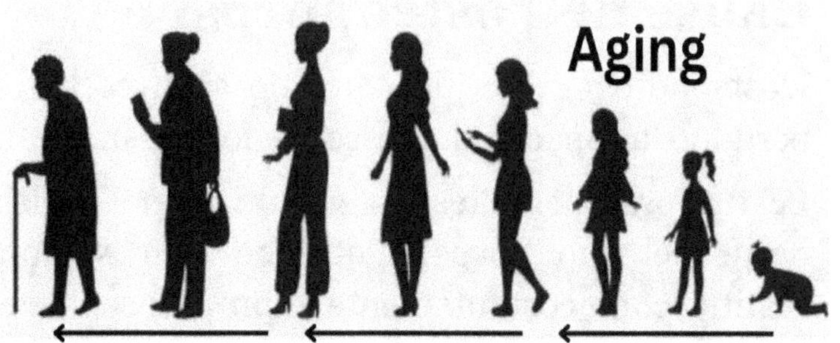

Man mano che gli individui invecchiano, è naturale che la massa ossea diminuisca e che il tasso di ricambio osseo rallenti, con conseguente riduzione della densità ossea.

➤ **Cambiamenti ormonali:** I cambiamenti ormonali, soprattutto nelle donne, hanno un impatto sostanziale sull'osteoporosi. Nelle donne, il calo dei livelli di estrogeni che si verifica durante la menopausa accelera la perdita ossea. Allo stesso modo, negli uomini, anche una riduzione dei livelli di testosterone può contribuire alla perdita ossea.

➤ **Genere:** Persone assegnate come femmine alla nascita (AFAB), in particolare le persone AFAB in postmenopausa. Le donne corrono un rischio maggiore di sviluppare l'osteoporosi rispetto agli uomini. Questo aumento del rischio è dovuto principalmente al fatto che le donne in genere hanno un picco di massa ossea inferiore rispetto agli uomini e sperimentano anche un calo significativo dei livelli di estrogeni durante la menopausa.

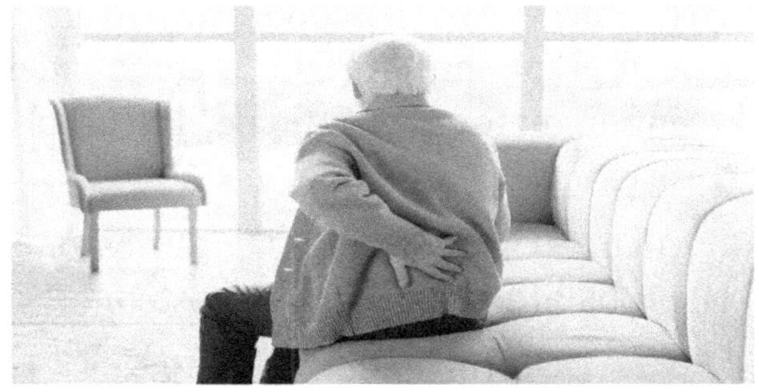

➢ **Storia famigliare:** Una storia familiare di osteoporosi o fratture può aumentare il rischio di sviluppare la condizione. I fattori genetici svolgono un ruolo nella salute delle ossa e nella suscettibilità all'osteoporosi.

➢ **Apporto inadeguato di calcio e vitamina D:** Una dieta carente di calcio e vitamina D, entrambi nutrienti cruciali per la salute delle ossa, può contribuire all'insorgenza dell'osteoporosi. Un apporto inadeguato di questi nutrienti per un periodo prolungato può comportare una ridotta densità ossea e un aumento del rischio di fratture.

➢ **Stile di vita sedentario:** Un'attività fisica insufficiente o uno stile di vita sedentario possono portare all'indebolimento delle ossa e ad un elevato rischio di sviluppare l'osteoporosi. Impegnarsi in esercizi con carico e attività che sottopongono le ossa a stress meccanico può stimolare la formazione ossea e aiutare a sostenere la densità ossea.

➢ **Condizioni mediche croniche:** Alcune condizioni mediche croniche possono aumentare il rischio di osteoporosi. Queste condizioni comprendono l'artrite reumatoide, la malattia infiammatoria intestinale, la celiachia e i disturbi ormonali.

Alcune condizioni di salute possono aumentare le probabilità di sviluppare l'osteoporosi, tra cui:

- Disturbi endocrini: qualsiasi condizione che colpisce le ghiandole paratiroidi, la ghiandola tiroidea e gli ormoni (come la malattia della tiroide e il diabete).
- Malattie gastrointestinali (come la celiachia e la malattia infiammatoria intestinale [IBD]).
- Disturbi autoimmuni che colpiscono le ossa (come l'artrite reumatoide o la spondilite anchilosante − artrite che colpisce la colonna vertebrale).
- Disturbi del sangue (o tumori che colpiscono il sangue come il mieloma multiplo).

➢ **Farmaci:** L'uso prolungato di farmaci specifici e di alcuni trattamenti antitumorali può portare alla perdita di tessuto osseo e aumentare il rischio di osteoporosi. Tali farmaci comprendono corticosteroidi (ad esempio, prednisone) e anticonvulsivanti.

Alcuni farmaci o procedure chirurgiche possono aumentare il rischio di osteoporosi:

- Diuretici (farmaci che abbassano la pressione sanguigna ed eliminano i liquidi in eccesso dal corpo.

- Corticosteroidi (farmaci che trattano l'infiammazione).

- Farmaci usati per trattare le convulsioni.

- Chirurgia bariatrica (perdita di peso).

- Terapia ormonale per il cancro (incluso il trattamento del cancro al seno o alla prostata).

- Anticoagulanti.

- Inibitori della pompa protonica (come quelli che trattano il reflusso acido, che possono influenzare l'assorbimento del calcio).

➢ **Fumo e consumo eccessivo di alcol:** Sia il fumo che il consumo eccessivo di alcol possono avere effetti dannosi sulla salute delle ossa e aumentare il rischio di osteoporosi. Il fumo interferisce con l'assorbimento del calcio, mentre l'alcol può impedire la capacità del corpo di assorbire il calcio e ostacolare la formazione delle ossa.

➢ **Basso peso corporeo o disturbi alimentari:** Persone che sono naturalmente magre o che hanno "cornici più piccole". Le persone con stature più magre spesso hanno una massa ossea naturale inferiore, quindi eventuali perdite possono influire maggiormente.

Essere sottopeso o avere una storia di disturbi alimentari può amplificare il rischio di osteoporosi. Un apporto inadeguato di nutrienti associato a queste condizioni può compromettere la salute delle ossa e comportare una diminuzione della densità ossea.

Complicazioni associate all'osteoporosi

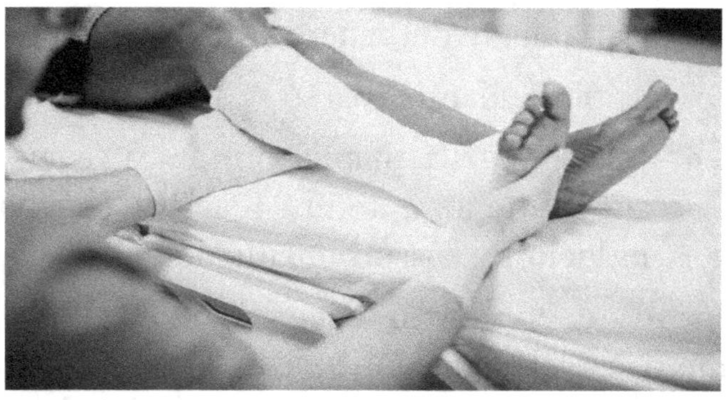

1. La complicanza più grave dell'osteoporosi sono le fratture, in particolare della colonna vertebrale o dell'anca. Una diminuzione della massa ossea è la causa più comune di fratture dell'anca, che può provocare disabilità e un rischio ancora maggiore di morte entro il primo anno dopo l'infortunio.

2. Anche senza cadere potresti subire una frattura spinale. Il mal di schiena e la diminuzione dell'altezza possono essere il risultato dell'indebolimento delle ossa che compongono la colonna vertebrale (vertebre), fino al punto di collassare.

Sezione 4

Opzioni diagnostiche per l'osteoporosi

La diagnosi di osteoporosi ruota tipicamente attorno alla valutazione della densità minerale ossea (BMD) di un individuo e alla valutazione del rischio di fratture. Nella diagnosi dell'osteoporosi vengono spesso impiegati i seguenti passaggi:

➢ **Test della densità minerale ossea (BMD):** La diagnosi di osteoporosi viene effettuata da un medico utilizzando un test della densità ossea. Un esame di imaging che misura la resistenza delle ossa è chiamato test della densità ossea. Misura la quantità di calcio e altri minerali nelle ossa utilizzando i raggi X. Un test della densità ossea misura il contenuto minerale e la densità delle ossa utilizzando basse dosi di raggi X. Assomiglia a una radiografia standard. Poiché si tratta di un intervento ambulatoriale, non sarà necessario trascorrere del tempo in ospedale. Non appena il test sarà finito, potrai tornare a casa. Questo test non prevede iniezioni o aghi. L'approccio più semplice per diagnosticare l'osteoporosi prima che causi una frattura ossea è controllare la densità ossea. Se soffri di osteopenia, hai più di 50 anni o hai una storia familiare di osteoporosi, il medico può consigliarti di sottoporre a test di routine della densità ossea. I test della densità ossea vengono talvolta definiti DEXA, DXA o scansioni della densità ossea dai professionisti medici.

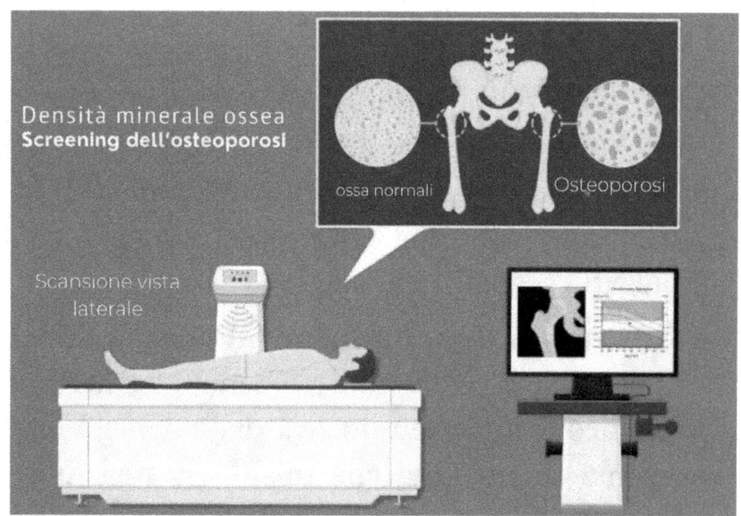

Questi sono tutti titoli distinti per lo stesso esame. L'Assorbimetria a raggi X a doppia energia (DXA) è il metodo più comune per misurare la BMD. Le scansioni DXA, solitamente eseguite sulla colonna vertebrale e sull'anca, forniscono punteggi T che confrontano la densità minerale ossea di un individuo con quella di una popolazione giovane e sana. I punteggi T vengono utilizzati per classificare la salute delle ossa:

- Normale: punteggio T superiore a -1,0
- Osteopenia (ridotta massa ossea): punteggio T compreso tra -1,0 e -2,5

○ Osteoporosi: punteggio T pari o inferiore a -2,5

➢ **Storia medica:** L'anamnesi serve come uno degli strumenti diagnostici per identificare l'osteoporosi. Gli operatori sanitari esamineranno la storia medica di un individuo, comprendendo le storie personali e familiari di fratture, i fattori di rischio associati all'osteoporosi (come la menopausa, il basso peso corporeo, farmaci specifici) e le condizioni mediche sottostanti.

➢ **Esame fisico:** Come parte del processo diagnostico per l'osteoporosi, il medico può condurre un esame fisico. Questo esame prevede una valutazione della perdita di altezza, della postura e della presenza di segni di fratture vertebrali, che possono includere la cifosi, una curvatura anomala della colonna vertebrale.

➢ **Test aggiuntivi:** In alcuni casi, i medici possono prescrivere ulteriori esami per valutare le cause alla base dell'osteoporosi o valutare il rischio di frattura. Questi test possono includere esami del sangue per misurare il calcio, la vitamina D, i livelli ormonali e altri indicatori del turnover osseo.

➢ **Valutazione del rischio di frattura:** Nella diagnosi dell'osteoporosi, i medici possono utilizzare vari metodi per valutare il rischio di frattura. Potrebbero utilizzare strumenti come lo strumento FRAX®, che stima la probabilità a 10 anni di un individuo di subire una frattura osteoporotica maggiore o una frattura dell'anca. Queste valutazioni considerano fattori come età, sesso, densità minerale ossea (BMD) e ulteriori fattori di rischio clinico.

La diagnosi di osteoporosi si basa generalmente su una valutazione completa che comprende valutazione clinica, risultati dei test BMD e valutazione del rischio di frattura.

Sezione 5
Opzioni terapeutiche per l'osteoporosi

Il trattamento dell'osteoporosi comporta un approccio multiforme e il potenziale della medicina personalizzata, che promette di migliorare l'efficacia e i risultati del trattamento in futuro. Le modalità di trattamento tipiche comprendono una combinazione di farmaci, integratori nutrizionali, aggiustamenti dietetici, regimi di esercizio fisico e strategie di medicina rigenerativa.

> **Farmaci/Interventi farmacologici:** Gli interventi farmacologici per l'osteoporosi comprendono agenti anti riassorbimento, agenti anabolizzanti e l'esplorazione di bersagli farmacologici emergenti.

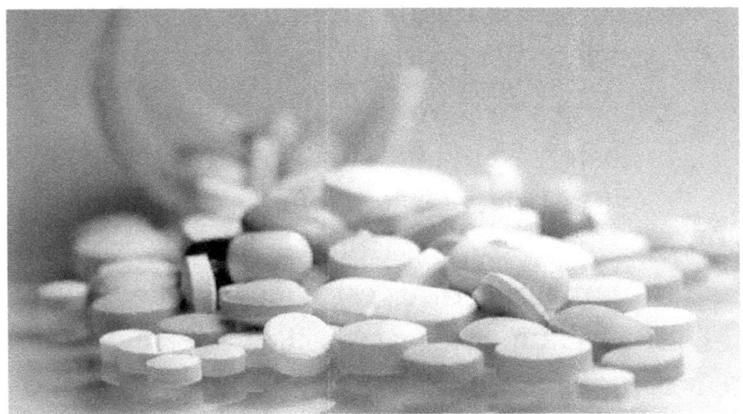

Il potenziale delle terapie combinate e della medicina personalizzata offre la speranza di aumentare l'efficacia del trattamento e migliorare i risultati in futuro. Gli agenti anti riassorbimento, esemplificati dai bifosfonati e dal denosumab, servono a diminuire il riassorbimento osseo e quindi a ridurre il rischio di fratture. D'altro canto, gli agenti anabolizzanti come teriparatide e romosozumab stimolano la formazione di nuovo tessuto osseo, soprattutto nei casi più gravi. La ricerca in corso è dedicata all'identificazione di nuovi bersagli farmacologici, che potrebbero coinvolgere vie di segnalazione e l'applicazione di cellule staminali mesenchimali. Nel frattempo, le prospettive delle terapie combinate e della medicina personalizzata hanno un potenziale significativo. Il progresso del trattamento dell'osteoporosi è fondamentale nel tentativo di migliorare i risultati e mitigare le complicazioni associate alla condizione.

➤ **Interventi ormonali:** Gli estrogeni, il testosterone e il modulatore selettivo del recettore degli estrogeni raloxifene appartengono tutti a questa classe. I medici tendono a optare per il trattamento con estrogeni nelle donne che necessitano di gestione dei sintomi della menopausa e nelle donne più giovani, poiché il rischio di coaguli di sangue, tumori specifici e problemi cardiaci tende ad aumentare con l'età. Nel caso di un uomo con bassi livelli di testosterone, può essere prescritto il testosterone per aumentare la densità ossea. Il raloxifene imita l'effetto degli estrogeni sulla salute delle ossa ed è disponibile sotto forma di compresse, generalmente assunte quotidianamente.

> **Interventi nutrizionali:** Il trattamento dell'osteoporosi prevede vari approcci, tra cui vitamine, integratori minerali e farmaci. Il calcio e la vitamina D svolgono un ruolo cruciale nel mantenimento della salute delle ossa e l'integrazione con questi nutrienti è spesso raccomandata, in particolare per gli individui con un apporto alimentare inadeguato o ad alto rischio di carenza. Livelli sufficienti di calcio e vitamina D supportano la mineralizzazione ossea e riducono il rischio di fratture.

Ricerche recenti suggeriscono anche che altri micronutrienti, come il magnesio, la vitamina K e gli acidi grassi omega-3, potrebbero avere un impatto sulla salute delle ossa. Il magnesio svolge un ruolo nella mineralizzazione ossea, la vitamina K contribuisce alla formazione e al rimodellamento osseo e gli acidi grassi omega-3 possono offrire un effetto protettivo contro la perdita ossea.

Tuttavia, sono necessarie ulteriori indagini per determinare i livelli di assunzione ottimali e la loro precisa influenza sulla salute delle ossa.

➢ **Fitoestrogeni e modifiche dietetiche:** I fitoestrogeni, presenti in specifici alimenti di origine vegetale, sono stati oggetto di ricerche riguardo al loro potenziale impatto positivo sulla salute delle ossa. Gli aggiustamenti dietetici, come l'aumento del consumo di frutta e verdura, la riduzione dell'apporto di sodio e il mantenimento di una dieta ben bilanciata, possono promuovere la salute generale delle ossa. Sottolineare una dieta sana ricca di calcio, vitamina D e altri nutrienti vitali è essenziale per una salute ottimale delle ossa. Incoraggiare una dieta che comprenda una varietà di alimenti, inclusi latticini, verdure a foglia verde, alimenti arricchiti e un adeguato apporto proteico, può aiutare a rafforzare la salute delle ossa e ridurre il rischio di osteoporosi.

➢ **Programmi di esercizi:** L'attività fisica ha un impatto positivo sulla salute delle ossa. Impegnarsi in esercizi con carico e attività che applicano stress meccanico alle ossa può stimolare la formazione ossea e migliorare la densità ossea. L'attività fisica regolare è associata a un ridotto rischio di fratture e a un miglioramento della resistenza ossea complessiva.

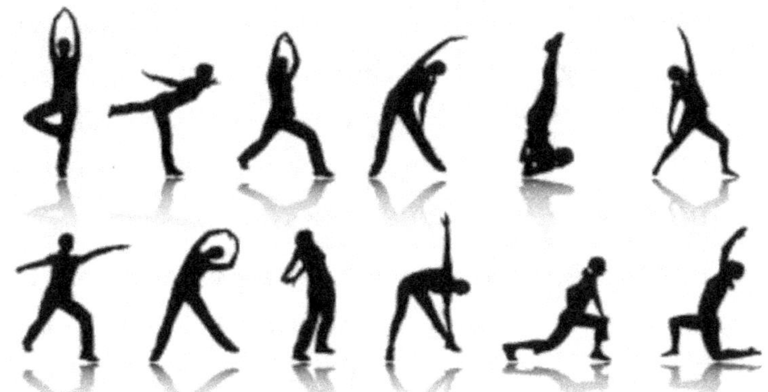

L'allenamento di resistenza, che include sollevamento pesi ed esercizi con fasce di resistenza, può favorire la crescita ossea e il rafforzamento muscolare. Esercizi con carico come camminare, correre e ballare aiutano a caricare le ossa e ad aumentare la densità ossea. Inoltre, esercizi di equilibrio e coordinazione, come il tai chi e lo yoga, migliorano la stabilità e riducono il rischio di cadute e fratture, soprattutto negli individui più anziani. Questi esercizi contribuiscono a migliorare la forza muscolare, la postura e l'equilibrio, migliorando in definitiva la salute generale delle ossa. È importante notare che le persone affette da osteoporosi dovrebbero consultare gli operatori sanitari prima di intraprendere attività fisiche, compresi gli allenamenti in palestra. Inoltre, la ricerca emergente sta esplorando nuove modalità di esercizio e interventi basati sulla tecnologia per la gestione dell'osteoporosi. Ciò include lo studio dei potenziali benefici della realtà virtuale, dell'exergaming e dei dispositivi indossabili in termini di miglioramento dell'aderenza all'esercizio, della motivazione e dei risultati per le persone affette da osteoporosi.

➢ **Approcci di medicina rigenerativa:** La terapia con cellule staminali mesenchimali (MSC) prevede l'utilizzo di cellule specializzate con la capacità di trasformarsi in vari tipi cellulari, comprese quelle responsabili della formazione ossea.

La terapia con MSC offre una strada promettente per la rigenerazione ossea e il trattamento di casi gravi di osteoporosi. Tuttavia, è imperativo condurre ulteriori ricerche e studi clinici per stabilire la sicurezza e l'efficacia. I fattori di crescita, come le proteine morfogenetiche ossee (BMP), sono attualmente sotto esame per il loro potenziale nel promuovere la formazione e la rigenerazione ossea. Gli approcci di ingegneria del tessuto osseo, che utilizzano scaffold e cellule, stanno cercando di creare tessuti ossei ingegnerizzati per il trapianto e la riparazione di difetti ossei.

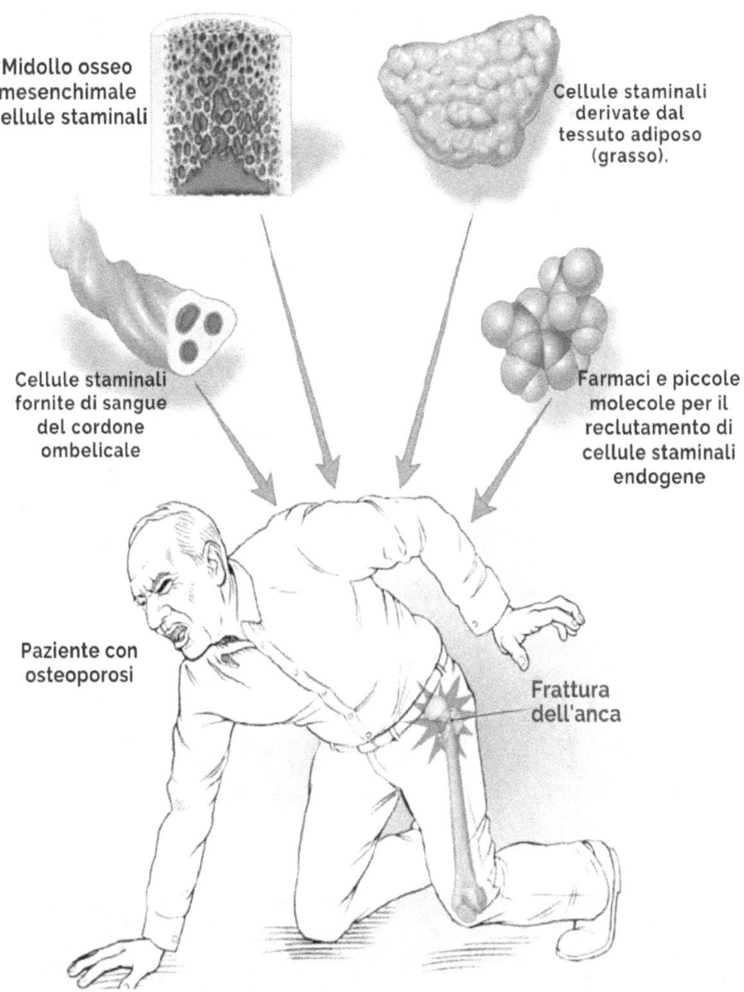

La ricerca emergente si concentra sulla comprensione dei meccanismi cellulari e molecolari che guidano la rigenerazione ossea. Ciò comporta lo studio di nuove vie di segnalazione, l'esplorazione del potenziale delle terapie basate sulle cellule staminali e lo sviluppo di biomateriali innovativi su misura per l'ingegneria del tessuto osseo.

> **Medicina personalizzata e biomarcatori:** I fattori genetici svolgono un ruolo significativo nel determinare la vulnerabilità di un individuo all'osteoporosi. I test e le analisi genetiche possono essere utili per identificare specifiche varianti genetiche associate ad un elevato rischio di fratture. Queste informazioni genetiche possono contribuire alla valutazione personalizzata del rischio e aiutare a prendere decisioni informate sul trattamento.

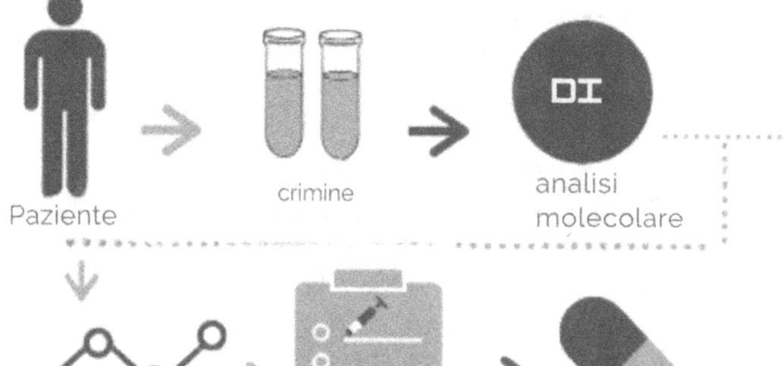

Oltre ai fattori genetici, i biomarcatori legati al turnover osseo e alla formazione ossea forniscono informazioni essenziali sulla salute delle ossa e possono prevedere il rischio di fratture.

Il monitoraggio di questi biomarcatori tramite esami del sangue o delle urine aiuta a valutare le risposte al trattamento e ad apportare le modifiche necessarie alle strategie terapeutiche. Inoltre, varie tecniche di imaging, come le scansioni con assorbimetria a raggi X a doppia energia (DXA), la tomografia computerizzata quantitativa (QCT) e la tomografia computerizzata quantitativa periferica ad alta risoluzione (HR-pQCT), sono comunemente impiegate per misurare la densità minerale ossea e valutare la qualità dell'osso. Questi metodi di imaging sono fondamentali per diagnosticare l'osteoporosi, monitorare la progressione della malattia e valutare l'efficacia degli approcci terapeutici.

Sezione 6

Prevenzione dell'osteoporosi

La prevenzione gioca un ruolo cruciale nel ridurre il rischio di sviluppare l'osteoporosi. Ecco alcune strategie chiave per la prevenzione dell'osteoporosi:

➢ **Adeguato apporto dietetico di calcio e vitamina D:** Garantire un apporto giornaliero sufficiente di calcio e vitamina D attraverso la dieta o l'integrazione. Gli alimenti ricchi di calcio includono latticini, verdure a foglia verde e prodotti arricchiti. La vitamina D può essere ottenuta dall'esposizione alla luce solare e da fonti alimentari come pesce grasso, tuorli d'uovo e cibi arricchiti.

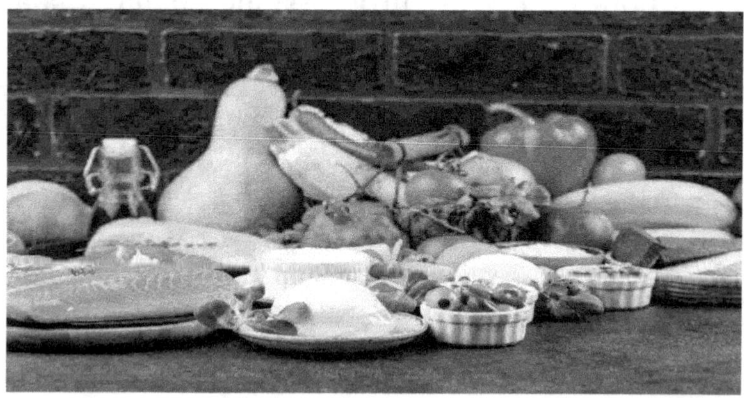

➢ **Esercizio regolare:** Partecipare a regolari esercizi con pesi e allenamenti di resistenza. Attività come camminare, fare jogging, ballare e allenarsi per la forza promuovono il rimodellamento osseo e migliorano la densità ossea. Inoltre, incorporare esercizi di equilibrio e flessibilità nella tua routine può ridurre il rischio di cadute e fratture.

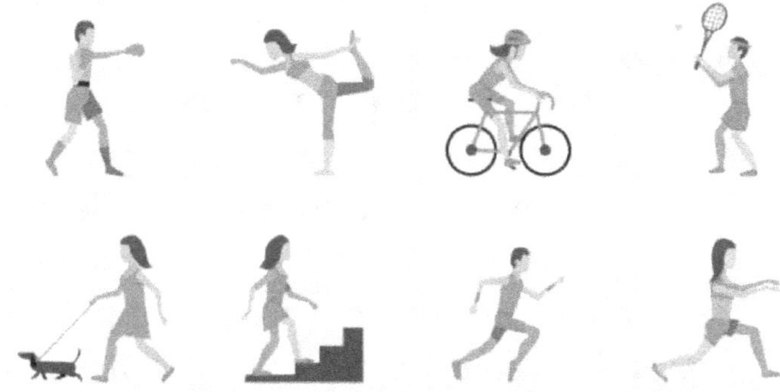

- ➢ **Prevenzione delle cadute:** Implementare misure per ridurre il rischio di cadute, in particolare negli individui più anziani, poiché possono provocare fratture. Garantiscono un'illuminazione adeguata nella tua casa ed elimina i rischi di inciampo. Installa corrimano sulle scale e nei bagni, seleziona calzature adatte e valuta la possibilità di intraprendere esercizi o programmi che migliorano l'equilibrio.
- ➢ **Limitare il consumo di alcol ed evitare di fumare:** Il consumo di alcol e il fumo possono avere un impatto dannoso sulla salute delle ossa. Consumare alcol con moderazione, con un drink al giorno per le donne e fino a due drink al giorno per gli uomini. Si consiglia di astenersi completamente dal fumare.

➢ **Mantenere un peso corporeo sano:**Cercare di mantenere un peso corporeo sano seguendo una dieta equilibrata e praticando una regolare attività fisica. Una perdita di peso eccessiva o il sottopeso possono aumentare il rischio di sviluppare l'osteoporosi.

➢ **Controlli sanitari regolari:** Rendi una routine la visita del tuo medico per controlli e screening regolari. Durante queste visite, discuti i tuoi fattori di rischio per l'osteoporosi e determina se sono giustificate valutazioni aggiuntive, come il test della densità minerale ossea.

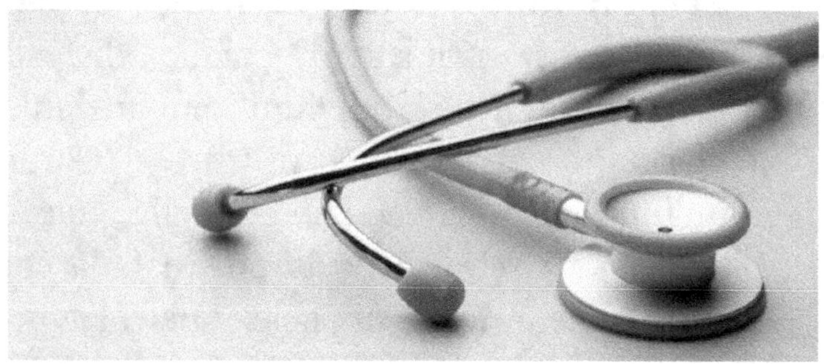

➢ **Revisione dei farmaci:** Organizza una consultazione con il tuo medico per rivedere il tuo attuale regime terapeutico, poiché alcuni farmaci potrebbero avere effetti dannosi sulla salute delle ossa. Insieme potrete valutare i vantaggi e gli svantaggi di questi farmaci e, se necessario, studiare opzioni terapeutiche alternative.

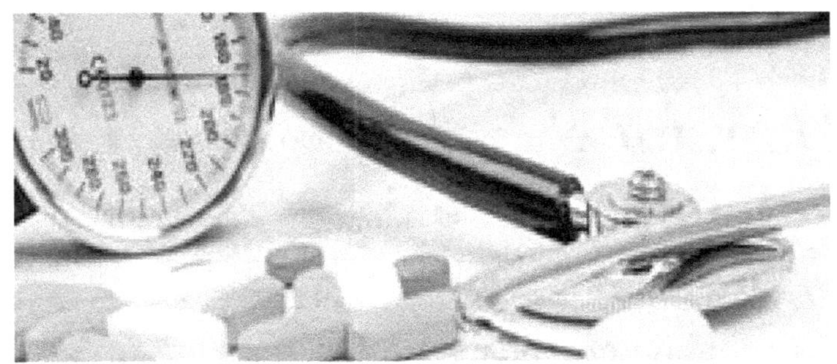

➢ **Salute ormonale:**Le donne che si avvicinano alla menopausa potrebbero trovare utile parlare con il proprio medico in merito alla terapia ormonale. La terapia ormonale può potenzialmente aiutare a preservare la salute delle ossa mitigando la perdita ossea e il rischio di fratture in situazioni specifiche.

➢ **Educazione e consapevolezza:**Rimanere ben informati sull'osteoporosi, compresi i suoi fattori di rischio e le strategie di prevenzione, consente alle persone di prendere decisioni informate sul proprio stile di vita e sulla propria assistenza sanitaria.

Sezione 7

Domande frequenti sull'osteoporosi

Se ho l'osteoporosi, cosa posso aspettarmi?

È probabile che l'osteoporosi richieda una gestione a lungo termine, in genere per il resto della vita. Sono necessari test per la densità ossea e visite di routine con un medico. Per modificare le terapie secondo necessità, il tuo medico terrà d'occhio eventuali cambiamenti nella densità ossea.

Come posso prendermi cura di me stesso?

È possibile mantenere la salute delle ossa (e in generale) aderendo a una buona dieta e a un regime di esercizio fisico. Consulta un medico per gli esami di routine. Inoltre, aiuteranno a individuare tempestivamente eventuali problemi o sintomi che colpiscono le ossa.

Se hai una storia familiare di osteoporosi o hai più di 65 anni, chiedi al tuo medico di sottoporti a un test della densità ossea.

Quando dovrei visitare il mio medico?

Se osservi cambiamenti nel tuo corpo che potrebbero essere indicatori di osteoporosi, contatta un operatore sanitario. Qualsiasi altro sintomo che avverti dovrebbe essere menzionato al tuo medico, in particolare se avverti fastidio alle ossa o difficoltà a muoverti.

Qual è il momento migliore per recarsi al pronto soccorso?

Se uno qualsiasi dei seguenti sintomi la riguarda o ritieni di avere un osso rotto, recati al pronto soccorso:

- Dolore intenso.
- Parti del tuo corpo sono immobili.
- Si osserva una differenza significativa nell'aspetto o nello spostamento di una parte del corpo.
- Attraverso la tua pelle puoi vedere le tue ossa.
- Crescente.
- in concomitanza con uno qualsiasi di questi altri sintomi, nuovi lividi.

Quali domande dovrei rivolgere al mio medico?

- In che misura sono suscettibile all'osteoporosi?
- Quale frequenza di test della densità ossea avrò bisogno?
- Di quali interventi medici avrò bisogno?
- Quali attività fisiche sono benefiche per rafforzare la forza ossea?
- Avrò bisogno di terapia fisica?

Quanto tempo si aspetta di vivere una persona affetta da osteoporosi?

Secondo la scienza medica l'osteoporosi non è letale e non ha alcun effetto sull'aspettativa di vita. Ma può aumentare il rischio di frattura ossea (così come di rotture o problemi più gravi dopo una frattura). La ricerca ha indicato che le fratture dell'anca nelle persone di età superiore ai 65 anni causano una diminuzione della mobilità e un aumento del rischio di mortalità prematura.

Se hai dubbi sul rischio di cadute o fratture ossee, parla con il tuo medico curante. Rimarrai al sicuro e bene con la loro assistenza.

L'osteoporosi può causare problemi cardiaci?

Le limitate prove disponibili indicano una potenziale connessione tra la salute del cuore e l'osteoporosi. Una bassa densità ossea può essere associata ad un aumento del rischio di malattie cardiovascolari.

Il colesterolo alto causa l'osteoporosi?

Il colesterolo alto e l'osteoporosi possono avere alcuni fattori di rischio comuni, come uno stile di vita sedentario o uno scarso apporto di nutrienti. Tuttavia, non esiste una relazione causale diretta tra queste due condizioni. Invece, entrambi possono essere influenzati da fattori di stile di vita simili, tra cui una dieta non sana e la mancanza di attività fisica, che possono aumentare in modo indipendente il rischio di sviluppare queste condizioni.

Perché l'osteoporosi è un segno di ossa deboli?

L'osteoporosi è infatti considerata un segno di indebolimento delle ossa. È una condizione medica caratterizzata da una diminuzione della densità ossea e dal deterioramento del tessuto osseo. Ciò si traduce in un elevato rischio di fratture e in una maggiore vulnerabilità delle ossa alla rottura, anche se sottoposte a traumi o stress minori.

Conclusione

Le tue ossa diventano più sottili e più deboli di quanto dovrebbero essere se soffri di osteoporosi. Può essere rischioso poiché aumenta il rischio di frattura di un osso. Molte persone non si rendono nemmeno conto di avere l'osteoporosi finché non si rompono un osso. L'osteoporosi deve essere trattata il prima possibile per ridurre al minimo il rischio di fratture ossee. Consulta un medico regolarmente. Scopri da loro quando avrai bisogno del test della densità ossea e con quale frequenza dovresti sottoporti a un nuovo controllo per garantire la salute delle tue ossa.

www.ingramcontent.com/pod-product-compliance
Lightning Source LLC
Chambersburg PA
CBHW071016260726
48661CB00007B/2997